BEI GRIN MACHT SICH IHR WISSEN BEZAHLT

- Wir veröffentlichen Ihre Hausarbeit, Bachelor- und Masterarbeit

- Ihr eigenes eBook und Buch - weltweit in allen wichtigen Shops

- Verdienen Sie an jedem Verkauf

Jetzt bei www.GRIN.com hochladen und kostenlos publizieren

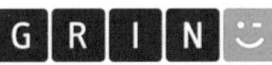

Bibliografische Information der Deutschen Nationalbibliothek:

Die Deutsche Bibliothek verzeichnet diese Publikation in der Deutschen Nationalbibliografie; detaillierte bibliografische Daten sind im Internet über http://dnb.d-nb.de/ abrufbar.

Dieses Werk sowie alle darin enthaltenen einzelnen Beiträge und Abbildungen sind urheberrechtlich geschützt. Jede Verwertung, die nicht ausdrücklich vom Urheberrechtsschutz zugelassen ist, bedarf der vorherigen Zustimmung des Verlages. Das gilt insbesondere für Vervielfältigungen, Bearbeitungen, Übersetzungen, Mikroverfilmungen, Auswertungen durch Datenbanken und für die Einspeicherung und Verarbeitung in elektronische Systeme. Alle Rechte, auch die des auszugsweisen Nachdrucks, der fotomechanischen Wiedergabe (einschließlich Mikrokopie) sowie der Auswertung durch Datenbanken oder ähnliche Einrichtungen, vorbehalten.

Impressum:

Copyright © 2016 GRIN Verlag, Open Publishing GmbH
Druck und Bindung: Books on Demand GmbH, Norderstedt Germany
ISBN: 978-3-668-20115-6

Dieses Buch bei GRIN:

http://www.grin.com/de/e-book/319569/management-und-finanzaspekte-von-medizinischen-versorgungszentren-mvz

Fabian Renger, Markus Steinecker, Attila Czirfusz

Management- und Finanzaspekte von Medizinischen Versorgungszentren (MVZ)

GRIN Verlag

GRIN - Your knowledge has value

Der GRIN Verlag publiziert seit 1998 wissenschaftliche Arbeiten von Studenten, Hochschullehrern und anderen Akademikern als eBook und gedrucktes Buch. Die Verlagswebsite www.grin.com ist die ideale Plattform zur Veröffentlichung von Hausarbeiten, Abschlussarbeiten, wissenschaftlichen Aufsätzen, Dissertationen und Fachbüchern.

Besuchen Sie uns im Internet:

http://www.grin.com/

http://www.facebook.com/grincom

http://www.twitter.com/grin_com

Management- und Finanzaspekte im MVZ

Dr. Fabian Renger, Ph.D.

Markus Steinecker, M.Sc.

Assoc. Prof. Attila Czirfusz, M.D., Ph.D.

2016

Inhaltsverzeichnis

Einführung 3

1 Personal 3

    Personalauswahl 3

    Personalführung 3

    Personalentwicklung und Mitarbeiterbildung 3

    Teamentwicklung 4

    Kommunikation 4

    Selbst- und Zeitmanagement 4

    Mediation 4

2 Marketing 4

    Strategie 4

    Umsetzung 5

3 Gesetzliche Restriktionen in MVZs 5

    Folgende juristische Aspekte sind für das MVZ von Wichtigkeit: 5

    Wahl der Rechtsform 6

4 Finanzplanung 7

5 Investitionsplanung 8

6 Permanentes Investitionscontrolling 9

7 Fazit 10

    Literatur: 12

    Zu den Autoren: 13

Einführung

Zum 01.01.2004 hat der Gesetzgeber die Medizinischen Versorgungszentren [kurz: MVZs] zur vertragsärztlichen Versorgung zugelassen. Hieraus erfolgten grundlegende Änderungen für das deutsche Gesundheitssystem, die in ihren Auswirkungen noch lange nicht erörtert sind. Ziel des Gesetzesentwurfes war es, die Zusammenarbeit der Ärzte und des ärztlichen Personals untereinander zu fördern und Möglichkeiten zu schaffen, Kapital aus der medizinischen Industrie für den medizinischen Versorgungsbereich zu binden. Weiterhin erhofft sich der Gesetzgeber von den Strukturänderungen ein bessere Verzahnung der Sektoren ambulant - stationär und eine medizinische Versorgung der Bevölkerung „aus einer Hand".[1]

1 Personal

Personalauswahl

Personalauswahl ist nicht nur die Entscheidung für oder gegen einen Bewerber, sondern ein Auswahlprozess: Dieser beginnt mit der Definition der Anforderungen an die zu besetzende Stelle. Nach der Stellenausschreibung folgen zum einen die Auswertung der Bewerbungen und zum anderen die nach vergleichbaren Kriterien geführte Vorstellungsgespräche. Erst dann kommt die tatsächliche Personalentscheidung und Einstellung.[2]

Personalführung

Moderne Personalführung heißt, dass der Handlungsrahmen so festgelegt wird, dass die Mitarbeiter den Arbeitsalltag selbständig bewältigen.[3]

Personalentwicklung und Mitarbeiterbildung

Gesetzesänderungen, neue Behandlungsmethoden, steigende Eigenverantwortung – viele Gründe sprechen für die Aus- und Weiterbildung der Mitarbeiter. Je besser das Personal

---

[1] Vgl., Distler, (2010), Die Einführung Medizinischer Versorgungszentren und ihre Auswirkungen auf den Arzt als Freiberufler, S. 1, Gibis, B., Köhler, A., Ambulante Chirurgie in Medizinischen Versorgungszentren – Trends und Entwicklungen, in: Zentralbl Chir. 2011 Apr;136(2):185-9. Epub 2011 Feb 3, URL: http://www.ncbi.nlm.nih.gov/pubmed/21294082, Stand: 04.01.2012), Renger, F., Typisierung des Medizinischen Versorgungszentrum von Freiberuflern als Beitrag zur Unternehmensführung, GRIN Verlag, München, Renger, F., (2009), Aspekte der Personalauswahl in Medizinischen Versorgungszentren unter besonderer Berücksichtigung des Interventionsmodells von Kieser, (Master-Thesis Hochschule Aalen 2009), u.a.
[2] Vgl. O.V., (2015), Personalmanagement, URL: www.praxismanager.de/Perosnalmanagement
[3] Vgl. O.V., (2015), Personalmanagement, URL: www.praxismanager.de/Perosnalmanagement

ausgebildet ist, desto mehr Zeit wird eingespart. Gemeinsam wird ein Fortbildungsplan entwickelt, der sich von den strategischen Zielen der Praxisführung herleitet.[4]

Teamentwicklung

Nicht nur im Operationssaal ist Teamarbeit gefragt, auch der Praxisalltag funktioniert erfolgreicher, wenn jeder Mitarbeiter seinen Beitrag für die gemeinsamen Ziele leistet. Ein gutes Team ist kein Zufallsprodukt – die passende Rollenverteilung erzeugt Motivation, Zusammenhalt und Produktivität. So schaffen es die Mitarbeiter, eine Basis für innovative Ideen, zuverlässige Ergebnisse und ein angenehmes Betriebsklima herzustellen.[5]

Kommunikation

Ob wöchentliches Teammeeting oder Patienten-gespräche, ob Beschwerden oder Konflikte – jederzeit findet Kommunikation statt. Offene und klare Kommunikation zwischen allen Beteiligten verhindert Missverständnisse und bildet Vertrauen.[6]

Selbst- und Zeitmanagement

Ein funktionierendes Selbst- und Zeitmanagement des Arztes ist Voraussetzung für eine gute Praxisorganisation.[7]

Mediation

Das Ziel von Mediation ist es, Konfliktsituationen zu entschärfen, bevor sie eskalieren. Hier werden Mitarbeitergespräche oder gar Teamkonflikte moderiert.[8]

2 Marketing

Strategie

Die Marketingstrategie beschreibt nicht nur die Ziele, die ein MVZ am Markt erreichen möchte, sondern gibt auch Aufschluss darüber, wie ein MVZ seine vorhandenen Mittel, Kapazitäten, Ressourcen und Fähigkeiten einsetzen sollte, um aktuell erkannte und zukünftige Marktchancen zu nutzen und dadurch dauerhafte Wettbewerbsvorteile realisieren zu können. Jede

---

[4] Vgl. O.V., (2015), Personalmanagement, URL: www.praxismanager.de/Perosnalmanagement
[5] Vgl. O.V., (2015), Personalmanagement, URL: www.praxismanager.de/Perosnalmanagement
[6] Vgl. O.V., (2015), Personalmanagement, URL: www.praxismanager.de/Perosnalmanagement
[7] Vgl. O.V., (2015), Personalmanagement, URL: www.praxismanager.de/Perosnalmanagement
[8] Vgl. O.V., (2015), Personalmanagement, URL: www.praxismanager.de/Perosnalmanagement

Marketingstrategie muss auf die spezifischen Bedingungen und Möglichkeiten des MVZs abgestimmt sein.[9]

Ausgangspunkt für jede Marketingstrategie ist eine Markt- und Konkurrenzanalyse, in deren Mittelpunkt der Patient steht. Sowohl der Inhalt einer Marketingstrategie als auch das Vorgehen bei deren Entwicklung richten sich nach dem individuellen Profil des MVZs, so dass die Ausgangssituation für jedes MVZ anders ist.[10]

Umsetzung

Für die Umsetzung der Marketingstrategien stehen verschiedene Mittel und Werkzeuge zur Verfügung.

Auswahl und Einsatz der Marketingmittel (Marketing-Mix) hängen von der Marketingstrategie ab.

Marketingstrategie, -ziele und –mittel müssen im Rahmen des Umsetzungsprozesses kontinuierlich geprüft werden, aufeinander abgestimmt und ggf. angepasst werden.[11]

3 Gesetzliche Restriktionen in MVZs

Folgende juristische Aspekte sind für das MVZ von Wichtigkeit:

In einem MVZ müssen mindestens zwei Ärzte verschiedener Fachrichtungen tätig sein, um eine vertragsärztliche Versorgung sicherzustellen – sei es nun als Vertragsärzte oder als angestellte Ärzte.

Die Zulassung zur vertragsärztlichen Versorgung durch den Zulassungsausschuss bei der kassenärztlichen Vereinigung erfolgt für das Medizinische Versorgungszentrum und nicht für den dort tätigen Arzt.

Die individuelle Zulassung bleibt zwar für den beteiligten Vertragsarzt bestehen, nicht jedoch für die im Versorgungszentrum angestellten Ärzte.

---

[9] Vgl. O.V., (2006), Medizinische Versorgungszentren – Sieben Bausteine für die erfolgreiche Gründung und den Betrieb eines MVZs, URL: https://www.kvhessen.de
[10] Vgl. O.V., (2006), Medizinische Versorgungszentren – Sieben Bausteine für die erfolgreiche Gründung und den Betrieb eines MVZs, URL: https://www.kvhessen.de
[11] Vgl. O.V., (2006), Medizinische Versorgungszentren – Sieben Bausteine für die erfolgreiche Gründung und den Betrieb eines MVZs, URL: https://www.kvhessen.de

Medizinische Versorgungszentren unterliegen ebenso wie andere Vertragsärzte auch der Bedarfsplanung und damit in überversorgten Planungsbereichen den Zulassungsbeschränkungen.

Die spätere Anstellung eines Arztes ist deswegen nur möglich, wenn der Planungsbereich für die entsprechende Arztgruppe nicht gesperrt ist oder eine weitere Zulassung erworben werden kann.

Nach den Regelungen des Sozialgesetzbuchs V muss ein Medizinisches Versorgungszentrum unter ärztlicher Leitung geführt werden, das heißt sämtliche medizinischen Entscheidungsbefugnisse liegen in der Hand eines oder mehrerer Ärzte. Hiermit soll der medizinische Versorgungsauftrag gewährleistet werden. Anders sieht es jedoch im Hinblick auf die betriebswirtschaftliche Leitung der Einheit aus: Hier kann oder sollte sogar eine kaufmännische Geschäftsführung sichergestellt werden.

Wahl der Rechtsform

Grundsätzlich dürfen Medizinische Versorgungszentren in allen nach der Musterberufsordnung zulässigen Organisationsformen gegründet werden, neben der BGB-Gesellschaft oder Partnerschaftsgesellschaft also auch in der Organisationsform einer GmbH oder einer Aktiengesellschaft. Welcher Organisationsform sich das MVZ letztendlich bedient, hängt vom jeweiligen Einzelfall ab und wird nicht zuletzt bestimmt durch die Intention der am MVZ beteiligten Gründer. Darüber hinaus müssen die gesetzlichen Vorgaben der jeweiligen Länderberufsordnung beachtet werden.[12]

Das MVZ, dessen Träger Vertragsärzte sind, wird sicherlich auch in Zukunft vorwiegend in der Rechtsform einer BGB-Gesellschaft geführt werden, wie das bereits auch jetzt bei den meisten Gemeinschaftspraxen der Fall ist. Die BGB-Gesellschaft unterliegt nicht nur geringen gesetzlichen Formvorschriften sondern zeichnet sich auch durch flexible Gestaltungsmöglichkeiten innerhalb der Verträge aus.[13]

Aufgrund einer getrennten Haftung der beteiligten Ärzte kann in Einzelfällen auch auf die Partnerschaftsgesellschaft zurückgegriffen werden. Diese getrennte Haftung bewirkt, dass bei einer Beteiligung mehrerer Ärzte nur derjenige Arzt für etwaige Ansprüche wegen fehlerhafter

---

[12] Vgl. Rohs-Weingarten, M., (2015), Unternehmensberatung – MVZ, Köln, URL: www.bdc.de
[13] Vgl. Rohs-Weingarten, M., (2015), Unternehmensberatung – MVZ, Köln, URL: www.bdc.de

Berufsausübung mit seinem Privatvermögen haften muss, der die Leistung auch tatsächlich verantwortlich erbracht hat. Doch beschränkt sich die persönliche Haftung eines Einzelnen nur auf den Behandlungsvertrag: Geht die Partnerschaft Verpflichtungen ein wie beispielsweise das Kaufen von Geräten oder die Aufnahme von Darlehen, dann haften die Partner persönlich und unbeschränkt als Gesamtschuldner.[14]

Bei der Gründung von MVZs in der Rechtform einer GmbH treten hinsichtlich der Leistungsabrechnung nach EBM und GOÄ inzwischen keine Probleme mehr auf. Anders sieht es bei einer Aktiengesellschaft aus, da hier nicht sichergestellt werden kann, dass alle Aktionäre gleichzeitig Leistungserbringer sind.[15]

4 Finanzplanung

Die Finanzplanung dient der Kapitalkostenminimierung bei gleichzeitiger permanenter Gewährleistung der Zahlungsbereitschaft.[16] Um diesen beiden Anforderungen gerecht zu werden, gilt es in geeigneter Weise die vorhandenen Finanzierungsquellen auszuschöpfen.

Das sind zum einen die Quellen, die innerhalb des MVZs ausschöpfbar sind: Hierzu gehört insbesondere die so genannte Selbstfinanzierung, in der aus eigener Kraft, mit einem möglichst hohen nicht ausgeschütteten Gewinn des bestehenden Umsatzprozesses die Finanzierungwirkung erzielt wird.[17]

Jedoch sind auch Quellen von außen in Betracht zu ziehen: Hier gibt es eine breite Auswahl von Finanzierungsquellen. Eine Möglichkeit wäre die weitere Bereitstellung von Finanzmitteln durch die bisherigen Kapitalgeber. Diese Finanzierungsform ist aber oft stark begrenzt. Eine weitere Möglichkeit besteht daher z.B. darin, den Gesellschafterkreis zu erweitern. Da es sich bei MVZ i.d.R. um nichtbörsenfähige Unternehmen handelt ist der Gesellschafterkreis jedoch auch nur begrenzt erweiterbar.[18] Ein Ausweg ist hier oft nur die Fremdfinanzierung über Kredite. Hier kommen die unterschiedlichsten Darlehen bis hin zur Ausgabe von Anleihen infrage.[19]

---

[14] Vgl. Rohs-Weingarten, M., (2015), Unternehmensberatung – MVZ, Köln, URL: www.bdc.de
[15] Vgl. Rohs-Weingarten, M., (2015), Unternehmensberatung – MVZ, Köln, URL: www.bdc.de
[16] Vgl. Wöhe, (2013), S. 533
[17] Vgl. Wöhe, (2013), S. 594
[18] Vgl. Wöhe, (2013), S. 543
[19] Vgl. Wöhe, (2013), S. 546 ff.

Eine besonders interessante Form bietet sich in den Kreditsubstituten wie Factoring oder Leasing. Beim Factoring können durch den Verkauf von Forderungen Kapitalengpässe vermieden werden. Das Leasing ist eine echte Alternative für kapitalintensive Investitionen wie Dialysegeräte, Röntgengeräte oder andere (medizinische) Einrichtungen. Auch können bestehende medizinische Geräte veräußert und gleichzeitig ein Leasingvertrag über die veräußerten Geräte abgeschlossen werden. Diese spezielle Form, die sich „sale and lease back" nennt, ermöglicht es zusätzlich an Finanzmittel zu gelangen. Factoring und Leasing gelten zwar als eine teure Finanzierungsform, sind jedoch im Hinblick auf die organisatorische Umsetzbarkeit einfach handzuhaben und sind daher beachtenswert.[20]

5 Investitionsplanung

Die Planung von Investitionen steht in untrennbarer Verbindung mit der Finanzplanung. Denn gilt: Es kann erst investiert werden, wenn die die Finanzierung gesichert ist![21] Doch wieso sind Investitionen überhaupt zu planen? Der Grund lässt sich ableiten, wenn man sich die klassischen Investitionsobjekte im MVZ anschaut: es handelt sich i.d.R. um hohe Kapitaleinsätze, die über eine lange Kapitalbindung weitreichende Wirkungen in andere Unternehmensbereiche haben.[22] So hat z.B. die Beschaffung eines Röntgengerätes zur Folge, dass sich der Kreditspielraum für das MVZ reduziert und die Investition über eine lange Laufzeit amortisiert werden muss. Bei Fehlinvestitionen würde die Amortisation weit hinter der Erwartung zurückbleiben und das MVZ so schlechter stellen als ohne Investition. Daher ist eine intensive Auseinandersetzung über eine Durchführung einer Investition als sehr unternehmensrelevant einzustufen.

Es empfiehlt sich eine einfache und stufenweise Vorgehensweise, die sich prozessual abarbeiten lässt. So ist als erstes in einer Zielanalyse die infrage kommenden Alternativen (nicht-) monetär zu betrachten. Hier sind die Ziele noch generell gefasst und beziehen sich oft auf Gewinnmaximierung, Kostensenkung, Steigerung der Wettbewerbsfähigkeit sowie um Machtstreben, Sicherheit und soziale Anerkennung. Im zweiten Schritt ist das MVZ im Rahmen einer Problemanalyse auf benötigte Investitionsentscheidungen hin zu untersuchen. In einer Alternativensuche gilt es passende Investitionsmöglichkeiten und Wege ausfindig zu machen,

---

[20] Vgl. Wöhe, (2013), S. 564 ff.
[21] Vgl. Wöhe, (2013), S. 472
[22] Vgl. Wöhe, (2013), S. 477

die Auswirkungen zu prognostizieren und die Alternativen schließlich zu anhand von (nicht-) monetären Kriterien zu bewerten. Häufig werden hier Kosten-/ Gewinn-/ Rentabilitätsvergleiche, Amortisationsrechnungen und/ oder dynamische Verfahren durchgeführt.[23] Es sind jedoch auch qualitative Kriterien, insbesondere bei der Vorauswahl, hilfreich.

Als Beispiel kann auch hier das Röntgengerät dienen. Es sind heutzutage aufgrund neuerer Technologien bereits patientenschonendere Röntgengeräte im Einsatz, die durch ihre reduzierte Strahlenbelastung noch immer eine Zukunft hat. Ein Trend ist das hierbei das digitale Röntgen. Ein Anreiz für die Investition könnte daher das Kostensenkungspotential sein, um auch zukünftig noch wettbewerbsfähig zu sein. Der Vergleich der Kosten kann zu dem bisher eingesetzten Röntgenverfahren erfolgen. Dabei stellt sich heraus, dass die (farbigen) digitalen Bilder wesentlich schneller zur Verfügung stehen, da sie nicht mehr entwickelt werden müssen. Zudem sind diese exzellent zur Nach- und 3D-Bearbeitung geeignet. Durch die höhere Auflösung können zudem Krankheitsbilder besser aufgespürt werden und die digitalen Bilder unterliegen keiner Abnutzung durch die häufige Benutzung. In einer monetären Bewertung könnte also das digitale Röntgen über die Laufzeit deutlich günstiger sein, da zudem das Speicherortproblem, an dem die Aufnahmen zehn Jahre lang aufbewahrt werden müssen, auf eine kleine Festplatte reduziert wird. Auch Materialkosten begünstigen das digitale Röntgen beim Kostenvergleich. Ein nichtmonetärer Vorteil für die Patienten wäre die Reduzierung von Wiederholungsaufnahmen durch eine Nachbearbeitung der Aufnahmen was längere Intervalle ermöglicht und damit eine noch reduziertere Strahlenbelastung für den Patienten ermöglicht.

Nach der Bewertung ist die geeignetste Investition im geplanten Finanz- und Zeitrahmen realisieren. Dabei ist durch permanente Soll-Ist-Vergleiche bei negativen Abweichungen gegenzusteuern.[24]

6 Permanentes Investitionscontrolling

Sämtliche Planzahlen fließen in die laufende Finanzbuchhaltung ein, damit das MVZ zu jedem Zeitpunkt weiß, wo es betriebswirtschaftlich steht. Zeitnah ist ein Soll-Ist-Vergleich

---

[23] Vgl. Wöhe, (2013), S. 477-508
[24] Vgl. Wöhe, (2013), S. 479

durchzuführen, um die Stärken und Schwächen des Unternehmens zu erkennen und gegebenenfalls Korrekturen am Status quo vornehmen zu können.[25]

Je größer die betreffende MVZ-Einheit ist, umso wichtiger ist es, eine Kostenrechnung durchzuführen mit eventuellen Leistungsverrechnungen zwischen den einzelnen Fachbereichen.[26]

Wo werden die Gewinne erzielt, wer leistet einen Deckungsbeitrag, welche Bereiche rentieren sich nicht, welche sollten ausgebaut werden? Alles Fragen, die eine Kostenrechnung, wenn sie richtig ausgestaltet ist, beantworten kann. An dieser Stelle wird es gegebenenfalls auch notwendig sein, kalkulatorische Kosten wie zum Beispiel einen Unternehmerlohn in die Berechnung mit einfließen zu lassen.[27]

7 Fazit

Entscheidend man sich für die Gründung eines Medizinischen Versorgungszentrums, ist zwangsläufig eine Auseinandersetzung mit den erörterten Aspekten nötig.

Zeitgemäße Planung und permanentes Investitionscontrolling sind unbedingt erforderlich.

Die Komplexität eines solchen Vorhabens erfordert entsprechenden Sachverstand, damit sich der erhoffte Erfolg auch nachhaltig einstellt.[28]

Die betriebswirtschaftlichen Fachbereiche mit Fokus auf das Medizinische Versorgungszentrum gewinnen im Berufsalltag immer mehr an Bedeutung.

Während bei den „weichen" Fächern der BWL, wie Marketing und Personalwesen speziell auf das Unternehmen MVZ angepasste Literatur existiert, muss bei den „härteren" Fächern wie Jura, Finanzierung und Investition teilweise auf eigene Anpassungen zurückgegriffen werden. Im rechtlichen Bereich existiert jedoch für das MVZ eine Fülle an Literatur. Diese rührt von der Wichtigkeit der rechtlichen Absicherung dieser Unternehmen her.

Die Betriebswirtschaftslehre wird für das MVZ immer wichtiger, es entstehen neue Arbeitsfelder im Bereich der Gesundheitsökonomie. Aus diesem Grund wird die

---

[25] Vgl. Rohs-Weingarten, M., (2015), Unternehmensberatung – MVZ, Köln, URL: www.bdc.de
[26] Vgl. Rohs-Weingarten, M., (2015), Unternehmensberatung – MVZ, Köln, URL: www.bdc.de
[27] Vgl. Rohs-Weingarten, M., (2015), Unternehmensberatung – MVZ, Köln, URL: www.bdc.de
[28] Vgl. Vgl. Rohs-Weingarten, M., (2015), Unternehmensberatung – MVZ, Köln, URL: www.bdc.de

Auseinandersetzung mit Fakten aus Bereichen wie MVZ-Finanzierung und geeignetem Investitionsverhalten für die Verantwortlichen von MVZs immer wichtiger.

Juristisch abgesichert und mit einem guten situationsangepasstem Marketing und auch Personalmanagement ist das MVZ eine Unternehmensform der Zukunft.

Literatur:

Distler, (2010), Die Einführung Medizinischer Versorgungszentren und ihre Auswirkungen auf den Arzt als Freiberufler, S. 1

Gibis, B., Köhler, A., Ambulante Chirurgie in Medizinischen Versorgungszentren – Trends und Entwicklungen, in: Zentralbl Chir. 2011 Apr;136(2):185-9. Epub 2011 Feb 3, URL: http://www.ncbi.nlm.nih.gov/pubmed/21294082, Stand: 04.01.2012)

O.V., (2015), Personalmanagement, URL: www.praxismanager.de/Perosnalmanagement

O.V., (2006), Medizinische Versorgungszentren – Sieben Bausteine für die erfolgreiche Gründung und den Betrieb eines MVZs, URL: https://www.kvhessen.de

Renger, F., Typisierung des Medizinischen Versorgungszentrum von Freiberuflern als Beitrag zur Unternehmensführung, GRIN Verlag, München

Renger, F., (2009), Aspekte der Personalauswahl in Medizinischen Versorgungszentren unter besonderer Berücksichtigung des Interventionsmodells von Kieser, (Master-Thesis Hochschule Aalen 2009), u.a.

Rohs-Weingarten, M., (2015), Unternehmensberatung – MVZ, Köln, URL: www.bdc.de

Wöhe, G., Döring, U., (2013), Einführung in die allgemeine Betriebswirtschaftslehre, 25. Auflage, Verlag Vahlen

Zu den Autoren:

Dr. Fabian Renger, Ph.D.
Wissenschaftlicher Mitarbeiter
St. Elisabeth-Universität Bratislava

Markus Steinecker, M.Sc.,
Praktiker mit Erfahrung im Projektmanagement, internen Rechnungswesen und Produktkostenmanagement in der Industrie
St. Elisabeth-Universität Bratislava

Assoc. Prof. Attila Czirfusz, M.D., Ph.D.
Leiter Forschungsgruppe Prof. Attila Czirfusz
St. Elisabeth-Universität Bratislava

BEI GRIN MACHT SICH IHR WISSEN BEZAHLT

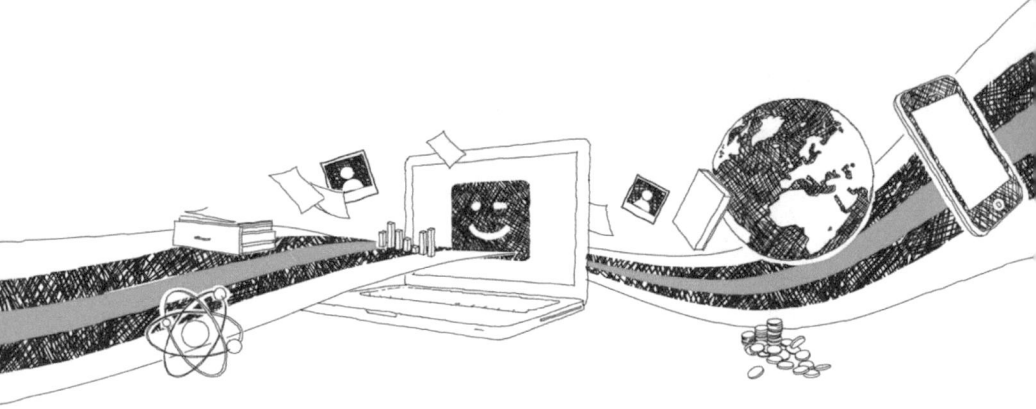

- Wir veröffentlichen Ihre Hausarbeit, Bachelor- und Masterarbeit

- Ihr eigenes eBook und Buch - weltweit in allen wichtigen Shops

- Verdienen Sie an jedem Verkauf

Jetzt bei www.GRIN.com hochladen und kostenlos publizieren

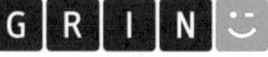